CONTRIBUTION A L'ÉTUDE

DU

PNEUMATOCÈLE DU CRANE

PAR

N. BRUNSCHVIG

DOCTEUR EN MÉDECINE DE LA FACULTÉ DE PARIS

Ancien interne des hôpitaux de Besançon

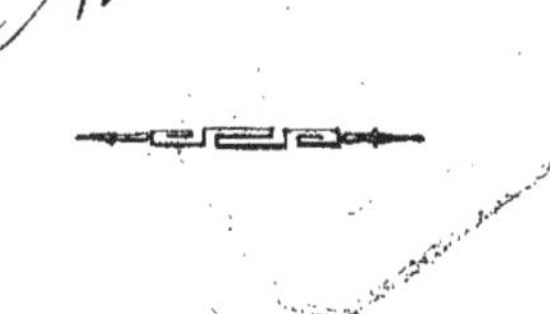

PARIS

ALPHONSE DERENNE

52, Boulevard Saint-Michel, 52

1883

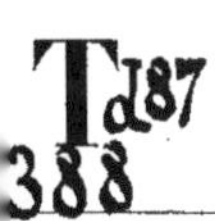

CONTRIBUTION A L'ÉTUDE

DU

PNEUMATOCÈLE DU CRANE

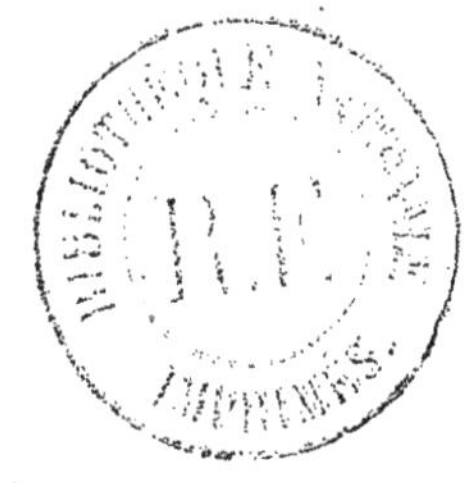

PAR

N. BRUNSCHVIG

DOCTEUR EN MÉDECINE DE LA FACULTÉ DE PARIS

Ancien interne des hôpitaux de Besançon

PARIS

ALPHONSE DERENNE

52, Boulevard Saint-Michel, 52

1883

A MON PÈRE

A MA MÈRE

A MON FRÈRE

A MES PARENTS

A MES AMIS

A MES MAITRES DE L'ÉCOLE DE MÉDECINE DE BESANÇON

A MON PRÉSIDENT DE THÈSE

M. LÉON LE FORT

Professeur à la Faculté
Membre de l'Académie de Médecine
Chirurgien de l'Hôtel-Dieu

CONTRIBUTION A L'ÉTUDE

DU

PNEUMATOCÈLE DU CRANE

INTRODUCTION

Un cas de pneumatocèle du crâne que nous avons eu l'occasion d'observer pendant notre internat à l'hôpital Saint-Jacques de Besançon, nous avait engagé à rechercher les observations publiées jusqu'à ce jour pour en tirer un enseignement au point de vue du traitement. Quoique le temps ne soit plus où le professeur Costes de Bordeaux (1859) (1) pouvait dire à propos de cette affection « article omis dans les *Traités de pathologie chirurgicale* », cependant le petit nombre d'observations que nous avons pu trouver nous a fait penser qu'il ne serait peut-être pas inutile au progrès de la science de publier à leur suite un

1. Tumeurs emphysémateuses du crâne, reproduit par le *Moniteur des hôpitaux*, 1859. N°s 21, 22, 23, 24.

cas nouveau, en le rapprochant des cas déjà connus, pour en tirer quelques indications au point de vue de l'étude générale de cette maladie.

Dans un premier chapitre, nous résumerons par ordre chronologique toutes les observations que nous avons pu rassembler. Dans un second et dernier chapitre, après avoir fait un rapide historique, nous donnerons la description du pneumatocèle, tirée des diverses considérations que nous ont fournies ces observations.

Mais avant d'aborder notre sujet, qu'il nous soit permis d'adresser nos plus sincères remerciements à M. le professeur L. Le Fort pour l'honneur qu'il nous a fait d'accepter la présidence de cette thèse et pour les bienveillants conseils qu'il n'a cessé de nous prodiguer pendant le cours de ce travail.

Que M. Coutenot, médecin en chef de l'hôpital Saint-Jacques de Besançon, reçoive également ici le témoignage de notre reconnaissance pour tous les renseignements qu'il a bien voulu nous communiquer.

CHAPITRE I

Observation I

Tumeur venteuse à la tête, avec fente et exostose des os du crâne par Lecat (1).

En 1741, M. C.., appelle Lecat en consultation pour une tumeur au dessus de l'oreille droite, vers la jonction du temporal avec le pariétal. Cette tumeur grande comme la main et de deux pouces d'épaisseur donnait à la pression un craquement de parchemin ; sur le bord, par la pression on sentait des enfoncements et des éminences, surtout du côté de l'oreille.

Le malade ne savait à quoi attribuer l'origine de cette maladie, survenue en 1739 à la suite d'excès alcooliques. Grosse d'abord comme le pouce, puis augmentant peu à peu, cette tumeur diminuait lorsque C... se mouchait beaucoup. Du reste jamais de douleur.

Pas de scrofule, ni de syphilis dans les antécédents de ce malade. On en fait une lésion purement locale, ayant débuté par le péricrâne pour atteindre le crâne consécutivement.

On emploie des résolutifs et des fondants qui ne donnent aucun résultat. Au bout d'un an et demi la tumeur avait pris un accroissement énorme et occupait les 2/3 du crâne ; elle donnait à la percussion du son comme une tymbale et les excavations perçues lors du premier examen avaient augmenté considérablement ; d'où crainte de perforation de la dure-mère.

Opération le 8 mars 1743. Incision à la partie inférieure de la tumeur. Le vent s'échappe avec impétuosité et n'est suivi d'aucune liqueur. On sent avec le doigt introduit dans cette ouverture une

1. *Recueil des actes de la Société de santé de Lyon*, t. I p. 31 ; 1798.

épine osseuse et différentes cloisons. Agrandissement de l'ouverture, et l'on aperçoit alors l'os paraissant creusé en rayons du centre à la circonférence et decouvert de péricrâne. On vide les gaz par la pression, on remplit l'ouverture de charpie et l'on recouvre la tête de compresses. Écoulement pendant deux ou trois jours d'une eau sanglante. Les os découverts se recouvrirent de bourgeons charnus ; puis survint de la fièvre, du délire, une espèce de rhumatisme universel. Ces accidents disparaissent bientôt. Le 22 mars on fait une contr'ouverture et des injections dans la tumeur ; suppuration générale et abondante ; formation d'une poche purulente près de l'oreille droite. On l'ouvre par des caustiques et on y introduit des mèches.

Le 29 juin la tête était regardée comme guérie et on ne la pansait plus.

Le malade eut à cette époque des phlegmons de la cuisse et des frissons, une arthrite du genou suppurée. Il succomba le 18 juillet, 133 jours après son opération.

Autopsie. — Le côté droit de la tête est plein d'éminences et d'enfoncements recouverts de peau et de cicatrices solides. Les cicatrices étant enlevées on ne trouve aucune tumeur ni matière quelconque interposée : on remarque de nombreuses éminences et des trous dont quelques uns pénétraient jusque dans l'intérieur du crâne. Altérations semblables sur la surface interne de la boîte crânienne. A ce niveau excroissance fongueuse de la dure-mère et défaut de consistance du cerveau.

Observation II

Olof Acrel. — Göttingen, 1777 (1).

Garçon boulanger, ayant soulevé un poids lourd, vit la partie du crâne correspondant au cuir chevelu enfler. Fièvre. Pas de douleur, seulement lourdeur de tête. La tumeur s'étendait jusqu'à l'arcade

1. *Deutsch. Zeitschrift f. Chir.* 1873. 3e vol. p. 390.

zygomatique. Elle était évidemment pleine d'air. Pas de blessure. On ne trouve pas dans l'intérieur de la tumeur un mouvement qui puisse faire croire à une communication avec le cerveau. Lorsqu'au bout de quinze jours la tumeur, sous l'effet de résolutifs (?) s'affaissa, on put voir que le crâne était entier et solide. Acrel se demandait ce qu'il y avait dedans. Pas de sang, puisqu'il n'y avait pas de traces d'ecchymose. La tumeur d'ailleurs se laissait déprimer pour reprendre quand la pression cessait. Malgré ce doute Acrel diagnostiqua un pneumatocèle (Emph. capitis).

Observation III

Cas de tumeur flatulente de la tête, ouverte et guérie par M. Lloyd, chirurgien à Wrexham (communiqué et lu par le Dr Hunter le 2 octobre 1780) (1).

Tumeur grosse comme un œuf de pigeon, observée chez une femme de 35 ans, de bonne santé habituelle, en mai 1779. Elle est située à la jonction de la suture sagittale et de la suture lambdoïde. Cette tumeur semblait contenir un fluide; elle disparaissait graduellement par pression, au dire de la malade, en produisant un bruit de sifflement dans l'oreille et reprenait au bout d'une demi-heure sa forme et sa dimension. Le chirurgien ne put cependant pas la réduire et comme elle n'était pas inquiétante, il ne fit rien. Trois mois après, la tumeur avait augmenté et pouvait, suivant la malade, se réduire en faisant entendre un bruit, même à distance. Il y avait de la céphalalgie, qui fut attribuée à un état de pléthore ; on fit une saignée et l'on prescrivit des purgatifs, qui donnèrent un soulagement temporaire.

Six mois après, la tumeur avait le volume d'un œuf de dinde ; elle était devenue irréductible. La santé de la malade s'altérait ; la céphalalgie était constante, accompagnée d'étourdissements. A ce moment la tumeur tripla de volume dans l'espace de vingt-quatre

1. *Medical observations and inquiries by a Society of physicians in London* (t. VI, p. 192).

heures, et les symptômes s'aggravèrent beaucoup. On fit une assez grande piqûre avec une lancette ordinaire ; la tumeur contenait seulement de l'air et pas une goutte de liquide. Le crâne était carié dans toute l'étendue de la tumeur, et toute la partie primitivement atteinte, avait l'apparence d'un rayon de miel.

Une hémorrhagie survenue une demi-heure après, obligea à agrandir l'ouverture, à tamponner entre le péricrâne et le crâne et à faire une douce compression, qui arrêta l'écoulement de sang. Le pansement, qui se détacha au bout de six jours, montra l'os recouvert de granulations de bonne apparence ; le pus fut louche dès le début, et le crâne et le péricrâne adhérèrent fermement au bout de trois semaines, sans traces d'exfoliation ; la plaie fut cicatrisée bientôt après. Tout symptôme disparut à l'instant même de l'ouverture de la tumeur.

Quelques mois après, une autre tumeur du même genre, mais irréductible, apparut sur la partie du pariétal gauche. Cette tumeur avait la grosseur d'une noix : elle fut incisée comme la première ; l'os semblait exfolié dans une grande épaisseur, la plaie resta longtemps ouverte, il n'y eut pas d'hémorrhagie.

Comme étiologie, il y avait eu une chute de cheval sur le pavé, huit ans avant l'apparition de la tumeur ; perte de connaissance pendant quelques minutes ; on ne se rappelait pas que la tête eût été frappée alors ni jamais.

Observation IV

Pneumatocèle externe avec carie des os du crâne, guéri par le recollement de la calotte aponévrotique sans exfoliation sensible (Observation recueillie à la clinique externe de l'hopital civil de la Rochelle par M. Pinet, chirurgien en chef dudit hôpital) (1).

Chez un homme de 33 ans, une tumeur était survenue, sans cause

1. Recueil des travaux de la Société médicale du département d'Indre-et-Loire, n° 38, 2e série, année 1833.

appréciable, à la région occipitale, et en six mois elle devint grosse comme une noix.

Elle était indolente, deux fois elle fut ponctionnée ; elle s'affaissa alors et se reproduisit dès que la cicatrice fut formée.

Deux ans auparavant, le malade avait fait une chute sur la partie inférieure du tronc, et avait été pris d'une paralysie de la langue, pour laquelle il entra dans le service de M. Pinet. La paralysie guérit par les moyens ordinaires. Pendant son séjour à l'hôpital, la tumeur fut ponctionnée, et l'ouverture, maintenue béante par de l'éponge préparée, donna issue à du pus assez abondant. Une fois la plaie cicatrisée, la tumeur se reforma et le malade revint à l'hôpital le 10 mars 1830.

La plus grande partie du derme chevelu était soulevée par une tumeur à résonnance tympanique. Elle occupait presque toute la face externe du crâne, excepté une portion, limitée par les attaches supérieures du muscle temporal et la partie moyenne du muscle sourcilier. La surface présentait différentes bosselures inégales. Pas de douleurs de tête, mais seulement un sentiment de gêne.

Le 25 mars. — Ponction en arrière avec un trois-quarts rougi ; la canule est laissée à demeure ; il n'en sort que du gaz.

En agrandissant l'ouverture, on sent les os dénudés ; on introduit un large sèton et l'on comprime.

Le 27. — Incision d'une autre tumeur à la partie supérieure et antérieure du crâne et sétons. Au bout de deux mois, adhérence du cuir chevelu et disparition des rugosités. A la région mastoïdienne existait encore un soulèvement gazeux ; on l'incise et l'on fait suppurer jusqu'à recollement.

Le malade sortit le 17 avril, avec promesse de conserver le séton le plus longtemps possible.

Observation V

Tumeur emphysémateuse du crâne traitée avec succès par le Dr J. Balassa, professeur à la clinique chirurgicale de l'Université royale de Pesth (Hongrie) (1).

Obstupuere omnes, intentique...

Un garçon de moulin, âgé de 16 ans, entre le 17 janvier 1853, à la clinique, pour une tumeur située sur la moitié droite du crâne, et offrant une fois et demie le volume du poing. Elle avait débuté sans douleur il y a cinq ans, à la région temporale ; plus tard en survint une analogue sur le pariétal droit. Ouverte par un médecin, elle laissa sortir de l'air et du sang ; mais elle se reforma après la cicatrisation de la plaie.

La santé est assez bonne, le tempérament lymphatique. Cet homme est sujet à la toux et à la grippe, il a eu dans son enfance un abcès au cou, dont il conserve les traces.

Le son tympanique de la tumeur ne laissait aucun doute sur la présence de l'air ; l'apparition de la tumeur au niveau même de la région temporale pouvait faire supposer que l'air passait par l'antre d'Highmore ou la trompe d'Eustache. Pour s'en assurer, on tamponna l'orifice postérieur de la fosse nasale droite ; puis, faisant exercer une pression méthodique sur la tumeur, on plaça en même temps devant la narine droite une bougie allumée, puis une légère plume suspendue à un fil ; ni l'une ni l'autre ne vacillèrent. L'air venait-il de l'oreille moyenne, par une érosion de la lame externe de l'apophyse mastoïde? Le chirurgien appliqua son oreille sur celle du malade, en faisant exercer une compression interrompue et saccadée : à chaque effort de pression, il entendait distinctement un bruit continu, cessant aussitôt que la pression était interrompue. Le malade, par un effort

1. *Revue médico-chirurgicale de Malgaigne*, t. XV, p. 22, année 1854.

d'expiration soutenu, la bouche et le nez fermés, distendait facilement la tumeur.

Nombreux ostéophytes aux limites de la tumeur et perforations multiples de l'apophyse mastoïde. Les deux tumeurs (pariétale et temporale) étaient séparées par l'insertion semi-circulaire du muscle temporal; la compression, exercée sur l'une d'elles, ne déterminait pas une plus forte tension de l'autre.

Balassa fit une ouverture d'un pouce et demi, près du bord inférieur de la tumeur : l'air s'échappa, la tumeur s'aplatit; on fixa dans la plaie une canule en gutta-percha. Au bout de quelques jours, pour amener une oblitération complète de la cavité, on exerça une compression assez forte; elle détermina une inflammation, et les cavités anormales s'emplirent de pus, qui s'échappait par la plaie, plus tard même par la bouche à chaque effort de toux. Frissons violents, diarrhée, affaiblissement des forces; puis les accidents se dissipent et la plaie se ferme complètement cinq semaines après l'opération. Les parois de la tumeur adhèrent à l'os, et les efforts les plus énergiques du malade ne les soulèvent pas. Deux mois après cet état n'avait pas changé.

Observation VI (1).

Le 7 septembre 1850, entre à la clinique un homme de 25 ans, de constitution débile. Dés l'âge de 9 ans il a eu des douleurs sourdes dans la région frontale, qui l'empêchaient de porter une coiffure, quelque légère qu'elle fût. A 18 ans, chute, perte de connaissance, crachement de sang; mais aucune trace de plaie extérieure. Depuis lors, perte de l'odorat, et quelquefois des migraines. En décembre 1849, les douleurs sont devenues plus vives au niveau de l'apophyse orbitaire externe; cette partie est devenue plus volumineuse, et sur

1. Compendium de chirurgie pratique, t. III, p. 99. Maladies des sinus frontaux, art. 4. Emphysème ou pneumatocèle. (Communication de M. le Pr Jarjavay).

elle s'est développée une tumeur molle, qui a grossi pendant tout l'hiver. Au mois de juin 1850, en même temps que se développait cette tumeur vers la partie supérieure de la tête, l'œil droit est devenu plus proéminent et plus abaissé que le gauche ; légers troubles de la vision,

Entré à l'hôpital, il a présenté à l'observation, une tumeur oblongue, étendue depuis la queue du sourcil droit jusqu'à l'angle supérieur de l'occipital. Elle est uniforme, sans chaleur, rénitente, et résonne sous la percussion. A sa base, le toucher permet de constater des pointes osseuses, séparées les unes des autres par des intervalles anguleux. Une lame osseuse se trouve détachée des os du crâne, dans la partie antérieure et inférieure. Vers la ligne médiane du front, l'os frontal ne présente aucune altération dans sa forme La tumeur disparaît en grande partie par une forte compression ; celle-ci s'accompagne d'une sensation remarquable : le malade sent, pour se servir de son langage, quelque chose qui court dans l'apophyse orbitaire externe ; puis profondément dans la face, au niveau de l'os malaire du côté droit ; puis une toux violente et de la suffocation, sans doute parce que les gaz étaient refoulés en grande quantité et avec force vers la cavité thoracique. Pendant cet examen, bruit de sifflement à l'auscultation vers la racine du nez, et aussi mais à un moindre degré, vers l'apophyse orbitaire externe. Si le malade se mouche, l'oreille, appliquée sur la partie inférieure de la région frontale, perçoit le même sifflement, parfois même des craquements rares, comme des râles muqueux.

La narine droite étant fermée avec le doigt, l'air qui vient de la poitrine produit un sifflement en passant par la narine gauche. Vers la partie supérieure du bord externe de l'orifice postérieur de la fosse nasale gauche, on sent par le toucher une tuméfaction dure, comme osseuse, non limitée du côté de la voûte pharyngienne.

Le lendemain de son entrée, ponction avec un trois-quarts explorateur : issue de gaz ; la tumeur s'affaisse ; les téguments s'adaptent sur les rugosités.

La tumeur commence à se reformer quarante-huit heures après, et augmente par les efforts que fait le malade pour se moucher.

Le 20 septembre, nouvelle ponction ; le 8 octobre, la peau est collée aux parties sous-jacentes ; le malade sort.

Il rentre le 3 octobre, la tumeur s'est de nouveau montrée; elle a les mêmes caractères. Nouvelle ponction ; les saillies osseuses sont moindres et affaissées.

Le 10, à la suite de travaux pénibles, elle reparaît encore. Incision de 1 centimètre vers la racine des cheveux ; on place, entre les lèvres de la plaie, une sorte de bouton de chemise, analogue à celui de Dupuytren pour le traitement de la grenouillette. Le but de M. Jarjavay était d'éviter le retour de la tumeur, en créant une issue artificielle et en favorisant l'établissement d'une fistule ; il se forma un vaste abcès, qu'on ouvrit à la partie déclive, et le bouton fut supprimé.

La peau se recolla, les lamelles osseuses s'affaissèrent ; le malade guérit en conservant une fistule, par laquelle il ne s'échappe pas de gaz. Il s'est fait, probablement par propagation de l'inflammation, une oblitération complète des voies normales.

Observation VII

Pneumatocèle consécutif à une fracture du rocher au niveau de la caisse du tympan, par le Dr Chevance de Vassy (1).

Un homme de 33 ans tomba, d'une hauteur de 5 mètres, perpendiculairement sur les pieds; ni le tronc, ni la tête ne reçurent de chocs directs.

Immédiatement, douleur fixe, très violente à la partie postérieure gauche de la tête ; éblouissements, vertiges, tintement d'oreille, qui dura plus d'une demi-heure ; pas de perte complète de connaissance. Aucun écoulement de sang ni de sérosité, par la bouche, le nez et les oreilles. Depuis, douleur fixe derrière la tête, à 5 centimètres du conduit auditif externe et du sommet de l'apophyse mastoïde. Il ne reçut pas les secours de l'art ; son crâne ne fut pas exploré.

1. *Union médicale*, 1852 et 1863.

Le siège de la douleur a toujours été invariable. Six semaines après l'accident, faiblesse de l'ouïe, bourdonnements que le malade faisait cesser en se mettant du coton dans l'oreille ; apparition d'une petite tumeur insensible, de forme oblongue, au niveau du point douloureux. Elle resta stationnaire pendant 8 mois, et après ce temps se développa rapidement, d'abord sur toute la moitié postérieure gauche de la tête, puis, ayant franchi la ligne médiane, sur toute la région occipitale. Deux ponctions successives dans l'espace de 15 jours, qui ne donnèrent issue qu'à du vent.

Le malade entre à l'hôpital ; on constate une tumeur élastique, indolente, résistante, à son tympanique, sans changement de couleur à la peau, sans chaleur, sans battements. Elle commence à gauche, à 4 centimètres du pavillon de l'oreille, et s'étend transversalement dans une largeur de $0^{m}15$, jusque près de l'oreille droite. Elle s'élèv en hauteur, de la nuque au sinciput, en formant une courbe de $0^{m}20$ dans sa partie la plus élevée, qui est à gauche, et de $0^{m}18$ dans la moitié postérieure droite. La tumeur est ponctionnée avec un trois-quarts explorateur ; on recueille 3 éprouvettes de gaz, qui a les caractères de l'air atmosphérique. La tumeur vidée, on sent plusieurs bosselures ; elles sont situées au-dessus et un peu en arrière de l'apophyse mastoïde, là précisément où la douleur s'est toujours manifestée.

Quand la tnmeur existe, le malade entend mieux de l'oreille gauche et souffre moins que quand elle est vide ; elle se gonfle par les efforts, s'affaisse par la compression, et en donnant la sensation d'un courant d'air par l'oreille externe ; c'est en effet, par le conduit auditif que l'air s'échappe ; il n'en passe pas à la sortie par la trompe d'Eustache, bien qu'il en passe à l'entrée.

L'évacuation de l'air produit de l'abattement, de l'énervation, de la douleur ; il semble qu'un poids énorme pèse sur la tête ; l'oreille devient dure et bourdonne ; la plus petite pression sur la partie postérieure gauche du crâne est des plus douloureuses. La membrane tympanique gauche offre une large ouverture transversale.

M. Chevance décida qu'il fallait amener une adhérence des parties molles aux os du crâne ; un séton est passé à travers la tumeur, près de la base ; l'air est évacué et une capeline serrée modérement. Le séton est enlevé après vingt-quatre heures ; il a déterminé une inflammation très intense, avec réaction générale, céphalalgie, fièvre, gonflement énorme. Dès le troisième jour, un vaste abcès est formé ; en l'ouvrant il s'écoule 500 grammes de pus, mêlé de quelques bulles de gaz. Après quinze jours la suppuration diminue. Tous les cheveux sont tombés ; après un mois, l'adhérence de la peau est complète. Les forces reviennent, et le malade reprend son travail. La tumeur se réforme au bout de deux mois, et quinze jours après, acquiert la moitié de son volume primitif. Nouveau séton, nouvel abcès, nouvelle adhérence du cuir chevelu. Depuis, la guérison s'est maintenue. Dix ans après, la tumeur n'avait pas reparu ; il y avait seulement un peu de céphalalgie. On sentait encore deux saillies osseuses émoussées au-dessus de l'apophyse mastoïde gauche, entre lesquelles est un petit espace à peine de la largeur du bout de l'index, mou, dépressible, et toujours très sensible à la pression.

Observation VIII

Pneumatocèle du crâne (obs. recueillie à Autrain, au mois d'avril 1858, par Voisin (1).

Sur un sujet de 57 ans, tumeur énorme de la tête, qui ne le faisait pas souffrir. Depuis quinze jours seulement, il a des maux de tête et des étourdissements. Il découvrit la tumeur par hasard, il y a treize mois ; elle était alors de la grosseur d'une noisette et siégeait au dessus et en arrière de l'oreille droite. Elle a marché lentement pendant les dix premiers mois ; mais depuis trois mois, elle fait des progrès rapides. Elle a occupé d'abord la région mastoïdienne, pariétale et occipitale du côté droit ; ensuite elle a gagné le coronal, l'occipital et le pariétal gauche. La tumeur est sans bosselure, sans changement de couleur à la peau ; elle est plus prononcée sur les

1. Thèse de Paris, 1860.

côtés que sur la ligne médiane, et davantage à droite qu'à gauche ; il semble que cet homme est coiffé d'un turban incliné sur l'oreille droite. La tumeur est molle et élastique ; elle devient douloureuse par une compression un peu forte ; on sent des saillies dures et très rugueuses. Son tympanique dans toute l'étendue de la tumeur.

L'étiologie est très obscure.

On fait une incision vers l'angle supérieur de l'occipital ; la tumeur s'affaisse aussitôt, en donnant issue à de l'air. On peut sentir facilement les rugosités à travers la peau, et le stylet, introduit par l'ouverture, accuse des surfaces osseuses dénudées et très irrégulières.

Une légère hémorrhagie est arrêtée par la compression ; mèche de charpie entre les lèvres de l'incision ; compression modérée. Le malade est pris plus tard (quinze jours après) d'une inflammation assez intense, qui se termine par une suppuration très abondante ; cependant la guérison s'opère petit à petit. Deux ans après, cette tumeur n'était pas revenue.

Observation IX

Tumeur gazeuse, située au côté gauche de la tête, par le docteur Ribeiro Vianna (1).

Un sacristain âgé de 20 ans, d'un tempérament lymphatique, se fit, avec une épingle, une piqûre dans le conduit auditif, qui donna lieu à une légère suppuration. Quelque temps après, grosseur en arrière de l'oreille ; elle augmenta lentement, sans douleur, et disparut subitement neuf mois après, en même temps qu'il survint un écoulement d'un liquide puriforme (?) par le conduit auditif. Elle reparut et augmenta de même, et le malade entra à l'hôpital le 11 mai 1862. La tumeur a le volume d'un pain d'une demi-livre ; elle est située en arrière de l'oreille gauche ; indolente, molle, élastique ; à travers la peau on sent des rugosités.

1. *Gaz. medica de Lisboa*, 1862.

Le 19 mai, deux incisions en croix sur toute la tumeur qui s'affaissa. On put voir facilement alors des jetées osseuses en arcade, qu'on enleva avec le grattoir ou la lime. Puis on rabattit les lambeaux, qu'on réunit au centre par un poiut de suture. Érysipèle consécutif ; les lambeaux sont gangrenés en partie ; nécrose superficielle. Le malade guérit néanmoins et sortit le 15 août.

Plus tard une tumeur nouvelle survint, fut ponctionnée et disparut ; puis une autre encore, qui disparut par une forte pression. Le malade avait senti l'air s'échapper par le conduit auditif.

Observation X (1).

Observation recueillie à l'hôpital de la Charité, dans le service de M. le professeur Denonvilliers, par M. L. Thomas.

Un homme de 29 ans, entre à l'hôpital le 16 mars 1865. Il est porteur d'une tumeur qui occupe la moitié droite de la tête, dans presque toute son étendue. A un examen peu attentif, elle semble fluctuante et l'on croit à un abcès symptomatique d'une lésion osseuse ; mais le son tympanique à la percussion lève tous les doutes.

La tête est rasée ; on constate alors, sur la partie latérale droite de la tête, une tumeur s'étendant de la protubérance occipitale en arrière, à l'apophyse orbitaire externe droite en avant, et de haut en bas depuis l'apophyse mastoïde jusqu'au sommet de la tête. La tumeur est divisée en trois saillies par de légers sillons. Elle est limitée par un rebord dur, au-dessous duquel on trouve une dépression ; ce rebord n'est pas formé par les os, mais par les parties molles, et, à la suite d'une pression un peu énergique, il conserve l'empreinte du doigt. Légère douleur par la pression de l'apophyse mastoïde. Crépitation à ce niveau, sentie une fois seulement.

La compression méthodique la rend moins tendue, et le malade

1. Du pneumatocèle du crâne. *Thèse de Paris*, 1865.

accuse un sifflement dans l'oreille droite. Rien à l'auscultation. La tumeur augmente par une forte expiration.

Comme étiologie, coup de pied de cheval sur la tête, à l'âge de 12 ans, pour lequel il ne s'alita pas.

Il y a un an, pesanteur de tête; puis succéda un étourdissement. Il tomba à la renverse et resta près de 12 heures sans connaissance. Il ne reprit ses travaux qu'après six semaines.

Il y a deux ou trois mois, il s'aperçut d'une tumeur indolente derrière l'oreille, qui disparut un jour pour se montrer le lendemain et augmenter depuis. Il a senti des sifflements intermittents dans l'oreille, mais n'a eu ni otite, ni otorrhée.

Il entend aussi bien à droite qu'à gauche.

Le sens de l'olfaction est émoussé.

Le 29 mars. — Ponction, issue de gaz qui, analysé, ressemble assez à l'air atmosphérique, si ce n'est que l'azote et l'acide carbonique sont en proportion moindre que dans l'air atmosphérique. A mesure que le gaz s'échappe, les parties molles s'affaissent, et l'on sent les saillies et les dépressions de volume variable. On comprima fortement avec une bande de caoutchouc.

Quatre jours après, la tumeur s'était un peu reproduite. On continue la compression : les saillies s'effacent un peu, et le péricrâne se recolle peu à peu.

Le 13 avril. — Le malade sort. Il est revu le 25. Il a continué à comprimer, et la tumeur diminue. Il a eu deux étourdissements ; il entend de l'oreille droite un peu moins qu'avant.

Le 18 mai, la tumeur n'a pas diminué, malgré la compression, et reste limitée au voisinage du conduit auditif ; le bandage ne porte pas sur cette partie de la tumeur. Ses téguments sont recollés partout ailleurs. Depuis, on n'a jamais eu de nouvelles du malade.

Observation XI

Pneumatocèle du crâne, par M. Fleury (1).

François G..., âgé de 30 ans, tailleur. Bonne constitution. Il sentit il y a quinze mois une petite tumeur du volume d'une noisette, derrière le côté gauche de la tête, au niveau de l'apophyse mastoïde. Elle était dure, indolente, sans changement de couleur à la peau ; marche d'abord très lente ; depuis quatre mois accroissement considérable ; elle a gagné la région occipitale et la région pariétale gauche.

Jusqu'au milieu de décembre, pas de gêne, pas de douleur ; quelques sifflements dans les oreilles lorsque la tumeur venait à être comprimée.

Depuis quinze jours G... éprouve des étourdissements et de violents maux de tête avec tendance à tomber par terre. Il entre à l'hôpital le 7 avril.

Tumeur à la partie postérieure de la tête de 56 centimètres de circonférence et de 29 centimètres de diamètre, irrégulièrement arrondie et présentant trois ou quatre bosselures. Sensation de corps mou et résistant. La percussion n'est pas exercée.

Le 9 avril. — La tête étant rasée, petite incision à la partie postérieure et inférieure de la tumeur, qui s'affaisse immédiatement. Une petite artériole ayant été ouverte fut facilement liée. Le doigt introduit dans la poche sent des inégalités séparées par des enfoncements, surtout au niveau des apophyses mastoïde et occipitale.

Quelques boulettes de charpie sont introduites dans la cavité et on exerce une compression assez forte. Dans la journée, fièvre et chaleur dans toute la tête.

Le 10. — Il y a 120 pulsations.

Le 11. — Deux hémorrhagies arrêtées par tampons imbibés de perchlorure et compression énergique.

1. *Bulletin de la Société de chirurgie* de Paris. 1867. p. 520.

Le 12. — Œdème sur les paupières tendant à gagner le visage.

Les liquides qui s'écoulent de la plaie ont une odeur fétide; injections d'eau chlorurée et d'eau-de-vie camphrée.

Le gonflement qui existait aux paupières augmente et gagne les parois de la poitrine; déglutition difficile.

Le 22 avril. — Nouvelle et abondante hémorrhagie, les forces s'affaiblissent et l'œdème gagne le thorax en totalité.

Le 25 avril. — Délire et tremblement convulsif.

Le 27.— Légère hémorrhagie. Mort le 2 mai.

Le malade ne savait à quelle cause attribuer son affection; jamais de coups sur la tête; aucune affection vénérienne; vie sobre et régulière. Ouïe normale.

Autopsie. — Une injection d'eau dans la tumeur sortait par le trou stylo-mastoïdien. Communication avec la cavité encéphalique au niveau du sinus latéral. A l'extérieur la cavité est dénudée de son périoste. Les saillies et les enfoncements sont plus prononcés en arrière de l'apophyse mastoïde. L'altération la plus profonde a son siège au point de jonction de l'occipital et du temporal.

Observation XII

Tumeur gazeuse du crâne consécutive à une perforation du sinus frontal par M. Létievant (1).

Pierre Cholat, tisseur à Lyon, entre à l'hôpital le 8 mars 1869. Il est âgé de 46 ans; bonne santé habituelle; pourtant il avait au front une légère saillie, qui le faisait quelquefois souffrir, lorsqu'il portait une coiffure trop étroite ou trop lourde.

Depuis plusieurs années il est sujet aux rhumes de cerveau, céphalalgie frontale. Le malade mouche alors un peu de sang mêlé à du pus.

Il y a cinq semaines, coryza plus intense, larmoiement de l'œil gauche, douleurs vives dans la région frontale gauche, où une tumé-

1. Thèse de Montpellier, 1869. Boleslas Krabinski.

faction apparaît. Petite d'abord, elle envahit bientôt la paupière supérieure et la région temporale tout entière.

La proéminence générale de la tumeur est assez considérable et la peau qui la recouvre est colorée en rouge sombre. La paupière supérieure est énorme et recouvre même l'inférieure. Aspect de la tumeur largement bosselé. Sa consistance est assez uniforme, elle est élastique et offre le caractère d'une sorte de fluctuation des plus manifestes. Son tympanique dans tous ses points. Une pression brusque avec deux doigts donnait naissance à un bruit analogue au coassement de la grenouille.

La tumeur était irréductible. Rien à l'auscultation. État général satisfaisant. Le gaz de cette tumeur devait provenir ou de l'appareil ethmoïdo-nasal ou du sinus frontal gauche. Cette dernière opinion seule était fondée : une ostéite, une carie, une nécrose de la paroi externe du sinus frontal, paraissait la cause probable de la perforation et de l'épanchement de l'air. Comme cause de cette maladie osseuse, on pouvait supposer une inflammation propagée au tissu osseux par suite de coryzas répétés.

Le 10 mars. — Ponction au centre de la tumeur avec un trocart très-fin. On fait sortir avec les gaz une cuillerée à café de pus bien lié. Après cette évacuation, le doigt reconnaît, au niveau de la partie la plus externe du sinus frontal gauche, une dépression limitée par un rebord mince, irrégulier. Une boulette de charpie est placée sur cette perforation et une couche d'ouate sur toute la tumeur, le tout est maintenu par une bande assez serrée.

Le 12 mars. — La tumeur a presque entièrement disparu et les parties molles de la tempe et du front sont complètement recollées.

Le 17 mars. — Il reste encore un peu de tuméfaction de la paupière supérieure.

Le 18. — Au niveau de la perforation du sinus, le doigt placé sur la solution de continuité est soulevé lorsque le malade fait un effort pour se moucher. On voit ce soulèvement se produire à chaque effort du malade. La tumeur ne se reproduit pas. Neanmoins une petite pelote est placée sur l'orifice et y est maintenue par un ruban de caoutchouc.

Le 27 mars. — Le malade sort guéri et muni de son appareil qu'il devra garder pendant un temps indéfini.

Le 10 août. — On revoit le malade, qui a porté son appareil pendant un mois après sa sortie de l'hôpital. La santé avait été bonne et il n'avait eu que des douleurs sourdes de temps à autre au niveau de la partie malade.

Il y a huit jours, rhume de cerveau intense, bronchite concomitante, douleur plus grande au niveau du front. Il a mouché du sang et, à la suite d'efforts, il a vu réapparaître la tumeur qui augmente de jour en jour. Elle mesure à ce moment 6 à 7 centimètres de long, et 3 à 4 de large. La peau à ce niveau est lisse et luisante et de couleur rouge clair. Elle est située à un demi-centimètre au-dessus du sourcil gauche.

Son tympanique ; sa tension augmente par l'expiration ; légèrement réductible, coassement manifeste. Près de la partie la plus externe de la tumeur on sent une pointe osseuse saillante et mobile. Un séquestre de forme allongée mesurant environ trois centimètres est complètement détaché et mobile ; il produit un bruit de crépitation osseuse.

On recommande au malade de comprimer modérément avec un mouchoir plié en bandeau.

Observation XIII

Tumeurs emphysémateuses du crâne. Joh. Schmidt 1871 (1).

Prisonnier de guerre français; typhus, otite moyenne qu'on traite et pour laquelle on fait la ponction du tympan et les recherches de Politzer et de Valsalva. Un jour que l'expérience de Valsalva montrait la trompe imperméable, on reprit le procédé de Politzer et on engagea le malade à faire souvent le Valsalva. Comme quelques jours

1. Deutsche zeitschrift für chir. 1873, p. 394.

après le malade l'avait fait souvent et avec force, il se forma derrière l'oreille une tumeur de la grosseur d'un œuf de poule. Le soir elle était bien déprimée; mais elle reparut quand on reprit le Politzer. Une légère compression avec les doigts la fait disparaître avec un bruit de souffle. Mais le Valsalva la reproduit. Une légère compression la guérit en huit jours. L'air de la tumeur n'a-t-il pu se produire par le pus?

Observation XIV

Pneumatocèle du crâne sus-mastoïdien; tumeur gazeuse chronique, de dimension énorme, produite par la rupture spontanée des cellules de l'apophyse mastoïde; par Wernher (1).

—

Un jeune tisserand, âgé de vingt ans, qui n'avait jamais eu de maladie d'oreille, remarqua, il y a quatre ans, au-dessus de l'apophyse mastoïde droite, une tumeur grosse comme un œuf de pigeon. Elle s'était montrée après un brusque éternuement, et se laissait réduire par une pression modérée; mais, plus tard, lorsqu'elle eut atteint le volume du poing, on ne pouvait plus la faire disparaître complètement par la pression. Lorsque le malade entra à l'hôpital, il portait sur la moitié droite de la tête une énorme tuméfaction, qui s'étendait depuis le frontal jusqu'au milieu de l'occipital sur une longueur de 28 centimètres. Elle avait une large base, était divisée en trois grandes parties, présentait une hauteur de 10 à 14 centimètres; complètement indolore, elle se laissait déprimer au doigt. La peau au-dessus d'elle était normale. A son bord inférieur on sentait quelques minces lames osseuses. L'enveloppe de la tumeur se composait du cuir chevelu et du péricrâne. Au niveau de l'apophyse mastoïde, le périoste était soulevé et présentait un rebord osseux, haut d'un centimètre environ. On pouvait déprimer en tous points la tumeur, assez pour sentir l'os. L'apophyse mastoïde était fissurée dans toute sa longueur; dans la partie inférieure de cette fissure, on pouvait introduire toute la longueur d'une

1. Deutsch. Zeits. f. Chir. III. Décembre 1873, p. 381.

phalange. La percussion donna un son tympanique. Le malade, lorsqu'on venait à comprimer sa tumeur, ne percevait pas de crépitation, mais un véritable bruit de souffle. L'ouïe était saine. Après avoir employé pendant trois jours une légère compression élastique, la tumeur disparut. En fermant la bouche et le nez, le malade remplissait sa tumeur assez lentement, mais sans pouvoir s'assurer par quel point l'air pouvait y pénétrer. Wernher y fit une injection de teinture d'iode qui amena une diminution de la tumeur. Deux autres injections furent faites ensuite, et vingt-cinq jours après la première injection le malade fut complètement guéri.

Observation XVI (personnelle).

Marie M..., née à Dôle, âgée de 15 ans, sans profession. Elle a encore son père et sa mère qui l'un et l'autre sont en bonne santé. Plusieurs frères et sœurs également bien portants. Elle nous dit avoir eu, à l'âge de 12 ans, une fièvre cérébrale (?) qui a duré trois semaines.

C'est au mois de septembre 1879 qu'elle s'est aperçue qu'elle avait au-dessus et en arrière de l'oreille droite une petite tumeur de la grosseur d'une amande, tumeur qui était survenue tout-à-coup sans traumatisme d'aucune sorte, ni douleur. Seulement quelque temps après, elle ressentit des bourdonnements dans l'oreille droite. Elle eut en même temps un coryza assez intense, puis de la céphalalgie frontale. Bientôt elle perdit complètement l'ouïe du côté malade.

Depuis son début, la tumeur disparaissait quelquefois pour reparaître de nouveau bientôt après, et ces alternatives persistèrent jusqu'au mois de mai 1880. Depuis ce moment la tumeur n'a plus disparu, la malade ayant fait une chute sur la tête, en jouant avec ses camarades. Depuis elle n'a fait qu'augmenter.

Au mois de juillet de la même année elle vint consulter M. le professeur Coutenot et voici ce que l'on constata. État général excellent. L'appétit et le sommeil sont conservés. Il existe sur le côté droit de la tête, au-dessus de l'oreille, une tumeur qui ne fait nullement souffrir la malade. Cette tumeur volumineuse s'étend en hauteur depuis la partie moyenne de l'apophyse mastoïde jusqu'à trois travers de doigt de la suture bi-pariétale et en longueur depuis la suture occipito-pariétale jusqu'à l'apophyse orbitaire externe. Elle diminue graduellement de largeur d'arrière en avant. Elle présente la forme d'une gourde à grosse extrémité tournée en arrière et dont la partie rétrécie correspondrait au bord antérieur du muscle temporal.

L'auscultation est négative, que la malade soit au repos ou qu'on lui dise de faire des efforts. Il y a un semblant de fluctuation. Une compression assez forte faite avec les deux mains n'amène aucun changement ni dans la forme ni dans l'étendue de cette tumeur. La malade n'accuse aucune sensation pendant cette compression. Si maintenant nous faisons souffler fortement la malade, la bouche et le nez fermés, nous n'apercevons pas d'augmentation et nous ne percevons aucun bruit. Mais la percussion de la tumeur éclaira tout à coup notre examen, en nous donnant un son tympanique. Le diagnostic de pneumatocèle du crâne, ayant débuté au niveau des cellules mastoïdiennes, fut immédiatement posé.

Le 2 août. — On fit une ponction avec un trocart fin et la tumeur s'affaissa immédiatement en faisant entendre un sifflement. Il ne s'échappa absolument que de l'air. On put, alors seulement, constater par le doigt des dépressions et des saillies considérables qui existaient sur toutes les parties sous-jacentes à la tumeur. Une fois l'air évacué, on appliqua une couche d'ouate sur la tête et l'on fit de la compression avec une bande de flanelle. Mais la tumeur se reproduisit le lendemain. On fit de nouvelles ponctions les 12, 13 et 16 août, en continuant également la compression avec la bande de flanelle. L'état de la malade était toujours excellent.

Un mois après ce traitement la tumeur avait diminué de plus de moitié de volume, les aspérités sous-jacentes avaient en grande partie disparu et les téguments s'étaient recollés aux parois osseuses.

Nous quittâmes Besançon, à cette époque et nous perdîmes de vue notre malade. M. Coutenot continua à la soigner et voici les renseignements qu'il nous a communiqués à son sujet. La tumeur qui restait, s'était à la suite du traitement réduite à la grosseur d'une noix et siégeait au niveau de l'angle supérieur de l'occipital. Quatre nouvelles ponctions durent être faites à quinze jours d'intervalle sans amener aucun résultat. Elle persista dans ces conditions jusqu'au mois d'août 1882 où une nouvelle ponction fut faite. A la suite de cette ponction accompagnée d'une compression assez énergique la tumeur disparut complètement. La malade fut observée encore pendant quinze jours et lorsqu'elle partit il ne s'était plus rien reproduit.

CHAPITRE II

HISTORIQUE

Le professeur Costes de Bordeaux, le premier, a rassemblé en 1859 les rares observations publiées jusqu'à cette époque. Ce travail lui fut dicté par cette remarque qu'il yt, que chacun des chirurgiens qui avaient eu à traiter un pneumatocèle s'était figuré avoir découvert cette affection. A tel point que Balassa s'écrie en tête de sa communication « *Obstupuere omnes, intentique....* », quoique son observation fût précédée de quatre autres complètement ignorées de lui, et dont la première, faite par Lecat, date de 1741. Voisin ayant observé un nouveau cas, fit en 1860 uue thèse sur ce sujet, thèse qui ne fut malheureusement que la reproduction presque littérale du travail de Costes, ce que ce dernier démontra en exposant les deux ouvrages côte à côte dans un journal. Cinq ans plus tard, L. Thomas (de Tours) publia une excellente monographie du pneumatocèle à l'occasion d'un cas qu'il observa pendant son internat chez Denonvilliers. Fleury ayant fait l'autopsie d'un individu mort à la suite d'un pneumatocèle, communiqua, en 1867, à la Société de chirurgie, une observation détaillée, ayant principalement pour but de réfuter la bénignité du pronostic affirmée par L. Thomas.

Une nouvelle thèse parut en 1869 à Montpellier, contenant, outre une nouvelle observation, les résultats de huit expériences faites sur le cadavre pour rechercher le siège exact de la tumeur. Enfin deux observations encore précèdent la nôtre, celle de Schmidt en 1871 et celle de Wernher parue en 1873.

DÉFINITION.

Le pneumatocèle du crâne est une tumeur gazeuse située dans la région crânienne, s'accompagnant d'une lésion particulière des os sous-jacents et se différenciant des emphysèmes, assez rares d'ailleurs, de la tête, par son mode de formation, sa marche éminemment chronique et surtout par ce fait que l'air n'est pas comme dans l'emphysème répandu dans la masse du tissu conjonctif, mais dans une cavité située sous le péricrâne. Il se montre au voisinage des cavités naturelles contenant du gaz, sinus frontaux et cellules mastoïdiennes, et communique avec elles par une ouverture accidentelle.

L'intégrité des téguments empêchant la pénétration directe de l'air atmosphérique sous les parties molles du crâne nous permet de négliger les emphysèmes vrais se formant à la suite d'une plaie de ces parties. Nous ne nous occuperons pas davantage de l'emphysème consécutif à la formation spontanée de gaz dans l'organisme.

Nous négligerons également le pneumatocèle consécutif à une fracture ou une altération osseuse, telle que la carie ou la nécrose du frontal et du temporal, pour ne parler que du pneumatocèle du crâne succédant à la déhiscence spontanée des sinus frontaux ou des cellules mastoïdiennes.

SIÈGE

Le pneumatocèle, situé sur les parties latérales du crâne, est presque toujours unilatéral. Ses limites habituelles sont, en bas, une ligne horizontale passant un peu au-dessus du conduit auditif externe, et s'étendant de la protubérance occipitale externe jusqu'au milieu du frontal ; en haut, la suture bipariétale. Telles sont les limites approximatives de la tumeur. Quel est maintenant le siège exact de la collection gazeuse qui la constitue? Nous ne discuterons même pas la possibilité d'une tumeur occupant le tissu cellulaire sous-cutané, pour cette raison bien simple qu'une infiltration gazeuse de cette nature et située à ce niveau ne tarderait pas à envahir bientôt et la face et le cou. Sur ce point tous les auteurs sont d'accord avec nous. Il reste donc deux hypothèses : ou bien le gaz est placé sous l'aponévrose épicrânienne, ou bien il siège entre le péricrâne et les os. Ici commence la diversité d'opinions entre les auteurs.

Costes (de Bordeaux) admettait la possibilité d'un épanchement à la fois sous-aponévrotique et sous-périostique. L. Thomas rejette complètement cette idée et conclut de ses recherches que le gaz est toujours situé entre le péricrâne et l'os. L'opinion de Costes a été reprise par M. Grabinski, dont les expériences cadavériques semblent prouver la possibilité d'un pneumatocèle sous-aponévrotique.

Toutefois cette dernière opinion n'a pas prévalu, car tous les auteurs admettent maintenant que la collection gazeuse siège sous le péricrâne. De nombreuses raisons, en effet, militent en faveur de la théorie soutenue par L. Thomas.

Et d'abord on a remarqué, chaque fois que la tumeur a été incisée, ou lorsqu'on a introduit le doigt à travers l'ouverture pratiquée, ou encore dans les cas où l'autopsie a été faite, on a remarqué, dis-je, que les surfaces osseuses étaient à nu. Par analogie, on peut conclure qu'il devait en être de même dans les autres cas, où l'on fit une simple ponction, ce qui ne permit pas de constater directement la portion du crâne sous-jacente à la tumeur.

Ensuite, étant donnée l'extrême laxité du tissu cellulaire sous-aponévrotique, le gaz envahirait d'emblée toute la surface du crâne jusqu'aux limites de l'insertion de l'aponévrose épicrânienne. Comment alors expliquer la marche lente et le peu d'étendue du pneumatocèle ? Si, au contraire, le gaz est sous le péricrâne, l'explication est facile, car le décollement ne se fait que progressivement, à cause des adhérences variables du périoste au niveau des sutures et dans les régions où les muscles prennent des insertions.

Il en est de même des altérations osseuses, qu'on peut rapporter à la dénutrition, si l'on admet le décollement du péricrâne, mais dont on ne voit pas la cause dans le cas de tumeur sous-aponévrotique. Mais peut-on objecter, même dans ce dernier cas, la présence des lésions osseuses n'est pas inadmissible. Supposons, en effet, une rupture du périoste à la suite d'une tumeur primitivement sous-épicrânienne. Comme nous l'avons dit plus haut, le gaz à ce moment envahirait tout le tissu cellulaire compris entre l'aponévrose et le péricrâne, tissu présentant beaucoup plus de facilité à se laisser envahir que n'en offre le péricrâne à se laisser décoller; et alors on ne trouverait de lésions osseuses qu'à l'endroit où le péricrâne a été soulevé, ce qui n'a été signalé dans aucune observation, tandis qu'au contraire, dans tous les cas, on a parfaitement noté des aspérités ou des enfoncements siégeant sur toutes les parties sous-jacentes à la tumeur.

Revenons à la dénudation osseuse que nous n'avons fait que mentionner rapidement un peu plus haut.

Qu'est-ce que disent en effet, les observateurs à ce sujet? Le crâne était carié dans toute l'étendue de la tumeur et toute la partie primitivement atteinte avait l'apparence d'un rayon de miel et après l'incision on introduisit de la charpie entre le péricrâne et le crâne (Lloyd). Le doigt passé dans l'ouverture sent l'os découvert, et une fois l'ouverture agrandie, l'os paraissait creusé en rayon du centre à la circonférence (Lecat). Un stylet boutonné introduit dans la plaie montra les os dénudés très rugueux. Un agrandissement de l'ouverture permettant l'introduction du doigt fit sentir très distinctement les os dénudés et parsemés de rugosités (Pinet). L'exploration de la surface osseuse mise à nu, montra la nature multiple et criblée de la perforation (Balasa). Après l'incision, le doigt et le stylet accusent des surfaces osseuses dénudées (Voisin). Après une incision en croix on aperçoit des dépôts osseux disposés en arcade (Viasnna), Le doigt sentait les saillies et les dépressions (Thomas). A l'extérieur, la cavité est dénudée de son périoste (Fleury). Si nous insistons sur ce point, c'est qu'il est pour nous la preuve la plus indéniable de la situation sous-péricrânienne du pneumatocèle.

Voilà l'opinion que nous a donnée l'examen approfondi de tous les observations, quant au siège de l'épanchement gazeux. Les expériences contradictoires de M. Grabinski peuvent-elles infirmer cette conclusion ? Nous ne le pensons pas. Car alors il faudrait préférer le résultat des expériences cadavériques à celui de l'observation clinique, ce qui, pour nous, ne doit jamais être fait. Et de plus, la résistance des tissus, la force d'action du gaz, le mode de formation de l'épanchement, toutes les conditions sont changées, il n'y a aucune analogie à établir entre ces faits.

MODE DE FORMATION

Le pneumatocèle étant situé sous le péricrâne et produit spontanément par l'issue de l'air contenu dans les cellules mastoïdiennes ou les sinus frontaux, comment expliquer cette origine ? En un mot, comment s'établit la communication entre les cavités aériennes du crâne et l'espace sous-périostique? Est-ce par un traumatisme, comme le veut Chevance de Vassy? Ce n'est point notre avis, car tous les symptômes éprouvés par son malade n'expliquent pas une fracture du rocher, comme il le prétend, et dans tous les autres cas il s'est produit une perforation spontanée dont la cause nous échappe. Pour l'expliquer, la plupart des chirurgiens qui se sont trouvés en présence d'un pneumatocèle ont émis un avis. L. Thomas admet une atrophie progressive de certains points des os du crâne et une perforation consécutive, s'appuyant pour cela sur les recherches de Hyrtl (1). Celui-ci, en effet, a observé que, dans certains cas, les cavités aériennes du crâne avaient considérablement augmenté de volume par suite d'une raréfaction et d'une atrophie graduelle de leurs parois, pouvant amener leur perforation spontanée.

Cette idée est rejetée par Fleury, qui suppose de son côté que la maladie a débuté par le périoste ou les os du crâne et que l'usure ou l'ulcération, qui en a été la conséquence, en établissant une communication avec l'apophyse mastoïde, la cavité tympanique et le périoste, a décollé cette membrane fibreuse et déterminé la formation du pneumatocèle. Quant à M. Grabinski, il admet qu'il y a une maladie de l'os, primitive ou consécutive à une ulcération de la muqueuse, comme une ostéite, une carie ou une nécrose, tenant à la diathèse scrofuleuse, peut-être même à la syphilis. Il ne nous est guère possible d'admettre une corrélation entre cette atrophie et l'alcoolisme, comme l'a fait le Dr Renard. Enfin Wernher, sans chercher la cause déterminante de cette atrophie, dit que, chez son sujet, les cellules de l'apophyse mastoïde étant très dilatées et communiquant largement avec la caisse du tympan, en même temps que leur paroi externe était très amincie, un effort expiratoire un peu violent pouvait suffire pour les rompre par places.

1. Hyrtl. *Compte-rendu de l'Académie des sciences de Vienne*. T. XXX, n° 10, 1858, p. 275.

La réductibilité de la tumeur, sa tension plus grande pendant les efforts du malade, les bruits de souffle et de crépitation perçus pendant l'expiration dans la plupart des cas sont des preuves évidentes de la communication du pneumatocèle avec les voies aériennes, quoique la constatation directe n'ait jamais été faite. A l'appui de cette assertion nous pouvons citer encore l'analyse du gaz contenu dans la tumeur. La seule analyse complète est celle de Fordos, pharmacien en chef de la Charité, dans l'observation de L. Thomas, qui donne comme résultat les proportions suivantes : Oxygène 10,9, azote, 87,3, acide carbonique, 1,8. La différence de composition qui existe entre ce mélange et l'air atmosphérique, tient au séjour de cet air dans les mailles du tissu, comme l'ont démontré Demarquay et Lecomte.

Nous ne ferons que mentionner le résultat de l'analyse consigné dans l'observation de Pinet. Pour lui, le gaz avait tous les caractères de l'acide carbonique ; seulement il se garde bien de donner de plus longs détails. Chevance ayant recueilli trois éprouvettes du gaz contenu dans la tumeur conclut de l'analyse qui en a été faite, que ce devait être de l'air atmosphérique, parce que « ce gaz est incolore, inodore, ne brûle pas à l'approche d'une bougie et n'éteint pas les corps en combustion ». Il manque à cette analyse les proportions des différents gaz entrant dans le mélange, pour affirmer que c'était bien de l'air atmosphérique. De telle façon que la seule analyse complète est, comme nous l'avons dit plus haut, celle de Fordos.

Nous avons parlé précédemment d'une lésion osseuse, particulière et mentionnée dans toutes les observations. En effet, après avoir ponctionné la tumeur ou quelquefois même en la réduisant, on sentait au-dessous des téguments, des saillies osseuses très volumineuses séparées par de larges enfoncements. Wernher donne une comparaison assez pittoresque de cette disposition. Il dit que « le plancher osseux de la tumeur ressemblait à une carte en relief d'un pays de hautes montagnes, où l'on rencontrerait des pics et des sommets séparés entre eux par de profondes vallées. »

Comment expliquer cette altération constante qui évidemment n'a aucun rapport avec la lésion qui a amené la perforation de la lame externe des cellules mastoïdiennes ou des sinus frontaux ? Elle est liée à la présence de l'air, car elle n'envahit que l'étendue de la tumeur et disparaît assez rapidement dès qu'on a mis en contact le péricrâne avec les os.

Voici l'explication proposée par Thomas : « le gaz qui « s'échappe sous l'influence d'un effort des cellules mas- « toïdiennes ou des sinus frontaux par la perforation que « présente leur paroi externe est obligé de décoller le pé- « ricrâne dont l'adhérence aux os du crâne ne laisse pas « que de lui opposer une certaine résistance. Le péricrâne « ne se décollerait pas uniformément et d'emblée dans « toute l'étendue de la tumeur et conserverait encore en « certains points des adhérences avec les os du crâne. Au « niveau de ces adhérences le péricrâne continuerait à « jouer son rôle dans la nutrition des os et, sous l'influence « des tiraillements auxquels il serait soumis, il y aurait for- « mation de dépôts cartilagineux, puis osseux. De telle « sorte qu'en ces points la paroi osseuse suivrait pour ainsi

« dire le péricrâne au fur et à mesure qu'il tendrait à « s'éloigner des os du crâne et serait soulevé par la col-« lection gazeuse. »

M. Duplay (1) parlant de cette explication prétend « qu'elle ne rend qu'incomplètement compte des altérations osseuses, car elle ne permet pas de comprendre l'usure et la perforation du crâne observées dans quelques cas, et que l'on devrait peut-être voir dans ces dernières lésions le résultat de la même cause inconnue qui a produit la perforation spontanée des cellules mastoïdiennes ou des sinus frontaux. » Cette dernière hypothèse avait été complètement rejetée par Thomas, comme nous le disons plus haut.

SYMPTOMATOLOGIE

Le pneumatocèle débute en général par une petite tumeur au niveau de l'apophyse mastoïde ou des sinus frontaux. Quelquefois il est précédé d'une douleur fixe, localisée, douleur qui se montra dès l'âge de 9 ans, à des intervalles inégaux, dans le cas de Jarjavay et qui, dans celui de Chevance, se montra six semaines avant l'apparition de la tumeur. Cependant il était impossible d'annoncer sa production prochaine. Ces prodromes, loin d'exister toujours, font au contraire le plus souvent défaut. Dans ce

1. Duplay, *Pat. ext.* tome III, p. 559.

cas le malade ne s'aperçoit qu'il a une tumeur que lorsque celle-ci a déjà atteint un certain volume, en particulier pour le pneumatocèle débutant au niveau de l'apophyse mastoïde, car il se développe absolument sans douleur. Lorsqu'il commence au niveau des sinus frontaux, le malade tarde moins à s'en apercevoir.

La tumeur est lisse, molle, élastique et non fluctuante. Cependant elle a donné dans quelques cas une fausse sensation de fluctuation. C'est ainsi que Chevance avait d'abord pensé à un kyste dermoïde et Thomas à la présence d'un abcès. Aussi la percussion, qui donne un son tympanique, devra-t-elle être toujours pratiquée afin d'éviter de semblables erreurs. La tumeur augmente pendant les efforts et se laisse réduire à la pression. Mais arrivée à une certaine limite elle ne se laisse ni comprimer ni distendre. Il n'est pas étonnant alors que nous n'ayons pu observer ces deux phénomènes chez notre malade.

Dans tous les cas la tumeur avait une tension plus grande lors d'une expiration un peu forte et le malade de Lecat est le seul dont le pneumatocèle ait diminué de volume lorsqu'il se mouchait beaucoup.

Lorsqu'on exerçait une compression assez énergique pour refouler l'air dans les cavités aériennes on provoquait des bruits et des sifflements. Lecat en comprimant la tumeur produisait un bruit de parchemin ; le malade de Jarjavay disait avoir alors la sensation de quelque chose courant dans l'apophyse orbitaire externe et dans la face ; celui de Chevance sentait l'air sortir par le conduit auditif. On a pu quelquefois entendre à l'auscultation ces mêmes sifflements en même temps que des craquements.

La compression détermina plusieurs fois de la suffocation et des accès d'angoisse, phénomènes qui cessaient dès que l'on suspendait la compression. Ainsi chez le malade de Balassa la tumeur diminuait lorsqu'il se couchait du même côté, en même temps que survenait une certaine oppression des poumons ; inutile d'ajouter que la compression digitale produisait également cette oppression. Chez celui de Jarjavay il y avait, outre la suffocation, une toux violente, de la rougeur de la face et du larmoiement.

Le pneumatocèle envahit avec une extrême lenteur la moitié du crâne et il est rare qu'il dépasse ces limites. Cependant dans les observations de Pinet, de Voisin et de Chevance il avait soulevé complètement ou à peu près le péricrâne et coiffait la tête comme l'aurait fait un turban.

L'état général est excellent. Mais Lloyd a noté chez son malade en même temps que l'augmentation de la tumeur une altération de la santé et une céphalalgie violente. S'il y a eu quelquefois un sentiment de gêne cela tenait à la tension de la peau (Pinet).

Dans presque tous les cas l'audition et l'olfaction étaient conservées. Cependant notre malade avait perdu l'ouïe et celui de Voisin la perdit deux mois après l'opération. L'olfaction était seulement émoussée chez celui de Thomas tandis qu'elle était complètement abolie chez celui de Jarjavay.

ÉTIOLOGIE

Le pneumatocèle se montre rarement au niveau des sinus frontaux, puisque nous ne possédons que deux observations (Jarjavay et Letiévant) où il ait été signalé à ce niveau tandis que dans tous les autres cas il a débuté du côté de l'apophyse mastoïde. Le plus âgé des malades avait 57 ans (Voisin) tandis que le plus jeune n'avait que 15 ans (Brunschvig).

Il a presque toujours débuté sans provoquer de douleur et sans que le malade sache à quoi l'attribuer. Quelques-uns avaient fait des chutes bien longtemps auparavant. Ainsi dans l'observation de Lloyd nous voyons que 8 ans avant l'apparition du pneumatocèle il y avait eu une chute de cheval suivie de perte de connaissance. Mais le malade ne se rappelait pas qu'aucune partie de sa tête ait été frappée alors ni jamais. Jarjavay a noté qu'il y avait eu une chute à 18 ans sans plaie au front, et Chevance que son malade était tombé sur les pieds, sans que la tête eût reçu aucun coup, six semaines avant l'apparition de la tumeur. Devons-nous attribuer quelque influence à un accouchement laborieux qui aurait froissé la tête (Lecat) ? Il n'est guère possible d'admettre cette cause occasionnelle du pneumatocèle en raison de la rareté de ce genre de tumeur comparée au nombre considérable d'accouchements laborieux. Pour Balassa, la pression de l'air répétée pouvait avoir amené la rupture de la lamelle des cellules mastoïdiennes, son malade étant sujet aux rhumes de cerveau et partant ayant de fréquentes envies de se moucher : *Gutta cavat lapidem.*

La plupart des malades avaient une constitution générale excellente ; la scrofule et la syphilis étaient écartées presque par tous les auteurs. Quelques-uns (Thomas, Wernher) ont noté l'absence d'otite et d'otorrhée, et les autres ne l'ayant pas signalée nous pouvons négliger cette cause. En somme nous voyons que l'étiologie du pneumatocèle est encore bien obscure.

DIAGNOSTIC

Il est en général facile, car la percussion donnant un son tympanique fait immédiatement penser à une tumeur gazeuse du crâne, et il reste alors à la différencier d'un emphysème sous-cutané, chose facile, d'ailleurs. En effet, celui-ci succède toujours à un traumatisme récent et loin de rester localisé comme l'est le pneumatocèle, il ne tarde pas à envahir la face et le cou.

Quant à savoir s'il vient des sinus frontaux ou des cellules mastoïdiennes, il suffit de connaître l'endroit où il a débuté pour rapporter son origine à l'une ou à l'autre de ces parties.

PRONOSTIC

Le pronostic pour L. Thomas serait bénin. Fleury ayant eu à faire l'autopsie de son malade est évidemment d'un avis contraire et il termine ainsi son observation : « Il est probable que la destruction des parois du crâne dans cette région, aurait amené la dénudation et l'inflammation de la dure-mère et que plus tard le malade aurait succombé à une méningite. On ne peut donc, d'après cela, considérer le pneumatocèle du crâne comme une affection sans gravité. » M. Duplay considérant qu'il y a deux cas de mort sur un aussi petit nombre d'observations partage également cette manière de voir. Pour nous, le pneumatocèle serait peu grave et, si dans quelques cas des accidents sont survenus, cela tient plutôt à un traitement mal dirigé qu'à la maladie elle-même. Du reste nous nous réservons de signaler ces accidents en parlant des différents traitements,

---

MARCHE. — DURÉE

La marche est essentiellement chronique. Il met six mois (Jarjavay), un an (Vianna), quatre ans (Balassa, Wernher) à envahir la moitié du crâne. Son développement est non-seulement lent, mais encore il est irrégulier, car il augmente progressivement pendant un certain temps et il peut, du jour au lendemain, tripler de volume (Lloyd). On ne peut pas dire s'il a une tendance naturelle à la guérison, tous les malades ayant réclamé une intervention chirurgicale. Il se reproduit avec une facilité extraordinaire et presque toujours on a signalé des récidives.

TRAITEMENT

Le pneumatocèle résultant d'une perforation de la table externe des cellules mastoïdiennes ou des sinus frontaux et d'une collection gazeuse sous le péricrâne, on doit considérer comme base de toute guérison radicale l'occlusion de la communication entre les cavités aériennes du crâne et l'intérieur de la tumeur, après évacuation de l'air.

Bien des méthodes ont été employées pour arriver à ce but. Examinons-les toutes et voyons quels résultats elles ont donnés. Parlons d'abord de l'incision employée par Lloyd, Lecat, Jarjavay, Voisin, Fleury. Il est à remarquer que chaque fois que ce mode de traitement fut mis en pratique, si l'on obtint quelquefois la guérison, il survint toujours des accidents graves. Il y eut des hémorrhagies qui ne furent arrêtées qu'avec la plus grande difficulté, de la fièvre, une suppuration abondante, du délire, etc., etc., qui firent courir les plus grands dangers aux patients et deux cas se terminèrent par la mort (Lecat, Fleury). D'autres chirurgiens (Pinet, Chevance), ne se contentèrent pas d'une simple incision, ils y ajoutèrent le séton. Il s'en suivit une vive inflammation et une abondante suppuration. Vianna alla plus loin : après avoir fait une incision cruciale il rugina tous les os sous-jacents. Cependant malgré un érysipèle, la gangrène des lambeaux et une nécrose des os, il obtint en trois mois la guérison. Néanmoins le succès ne justifie guère ce traitement.

Costes disait en terminant son travail sur le pneumatocèle : « Aujourd'hui (1859), que l'on sait comment on peut développer dans l'intérieur des abcès, la formation de lymphe plastique, nous n'hésiterions pas dans des cas analogues (pneumatocèle), d'injecter une solution iodurée dans le foyer et nous pratiquerions après une compression modérée. »

Cette méthode fut employée par Wernher. Apres une compression simple faite pendant douze jours, et une ponction consécutive n'ayant pas obtenu le résultat durable, il fit dans l'intérieur de la tumeur des injections de teinture d'iode qu'il répéta trois fois et la guérison fut obtenue en vingt-cinq jours.

Quant à Thomas, après avoir rejeté la ponction et la compression, qui avaient été employées chez son malade comme des moyens insuffisants pour obtenir la guérison définitive du pneumatocèle du crâne il propose un traitement plus énergique. Il veut qu'une fois la tumeur réduite, on l'incise largement et qu'on provoque la suppuration et le bourgeonnement par l'interposition d'une mèche entre les lèvres de la plaie.

La ponction et la compression donnèrent des résultats satisfaisants à M. Letiévant. Elles furent également employées pour notre malade. Voici en quoi consista le traitement. On fit des ponctions dans la tumeur avec un trocart fin et une fois l'air évacué, on recouvrit la tête d'une légère couche d'ouate et l'on exerça une compression assez énergique au moyen d'une bande de flanelle. Ces ponctions durent être renouvelées un certain nombre de fois, car la tumeur se reproduisait assez rapidement. Ce traitement, il est vrai, a été assez long. Mais aussi, il n'a jamais provoqué d'accident d'aucune sorte chez notre petite malade. D'autre part, il lui permettait de sortir et de jouer comme si elle était bien portante, et nous y voyons peut-être un retard à la guérison. En effet, elle dérangeait souvent dans ses jeux son petit pansement compressif et il nous est arrivé maintes fois de la trouver avec la tête complétement nue, ce qui ne favorisait guère le recollement du péricrâne aux os sous-jacents. Mais aussi, en agissant de la sorte, nous évitions les accidents inflammatoires et nous préférons la lenteur de la guérison avec son innocuité, à la rapidité avec ses dangers.

CONCLUSIONS

Le pneumatocèle du crâne est une tumeur gazeuse résultant de la déhiscence spontanée de la lame externe des cellules mastoïdiennes ou des sinus frontaux.

Il est toujours situé sous le péricrâne, et nous rejetons l'idée d'un pneumatocèle siégeant directement au-dessous de l'aponévrose épicrânienne.

Il siège beaucoup plus souvent au niveau des cellules mastoïdiennes qu'au niveau des sinus frontaux.

Le gaz qu'il renferme est de l'air atmosphérique modifié par son séjour au milieu des tissus vivants.

La percussion donnant un son tympanique éclairera immédiatement le diagnostic.

Quant au pronostic, il est en général bénin.

Pour le traitement, si nous considérons les dangers qu'ont fait courir aux malades l'incision, le séton, la rugination, nous n'hésiterons pas un seul instant à rejeter ces divers procédés. Si, d'un côté, la guérison a été rapide au moyen des injections de teinture d'iode, cependant nous hésiterions à employer ce mode de traitement pour guérir une tumeur plus gênante que douloureuse, dans la crainte des accidents inflammatoires que nous pourrions développer, préférant la ponction simple et la compression, en raison même de leur innocuité.

Imp. A. Derenne, Mayenne. — Paris, boulevard Saint-Michel, 52.

www.ingramcontent.com/pod-product-compliance
Ingram Content Group UK Ltd.
Pitfield, Milton Keynes, MK11 3LW, UK
UKHW021951260726
13994UKWH00004B/1671

9 782329 119182